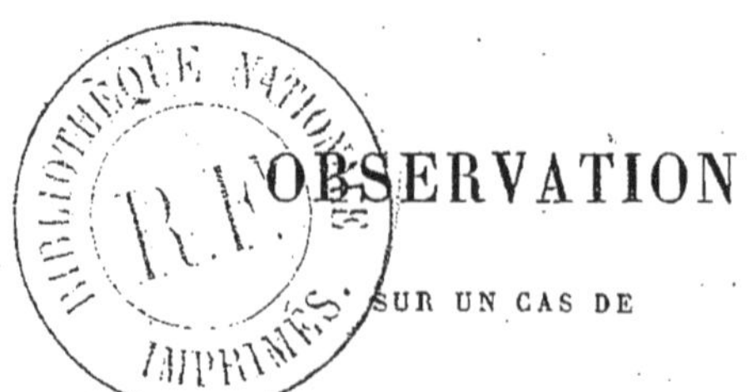

OBSERVATION

SUR UN CAS DE

SOMMEIL MORBIDE PROLONGÉ

PAR

LE Dr I. GUÉRIN-MÉNEVILLE

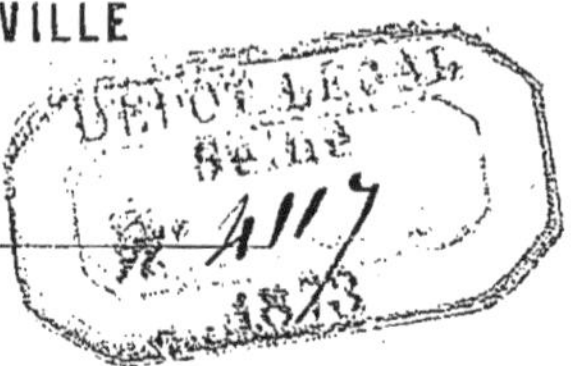

Madame H. R..., 57 ans, habituellement bien portante. Ménopause sans accidents, il y a huit ou neuf ans. La seule maladie dont on se rappelle est une crise de coliques hépatiques survenue il y a environ quinze ans. Caractère doux et très-calme.

1er jour. Le 3 novembre 1872, crise subite de violentes douleurs dans la région du foie ; sentiment d'une barre épigastrique. Les douleurs, très-fortes pendant quinze heures, décroissant ensuite pendant douze heures ; ne cessant pas brusquement. Après cet orage, la région du foie demeura douloureuse au toucher. En même temps, très-légère teinte subictérique de la face, disparue peu à peu. Jusqu'au 20 novembre, pas de douleurs, mais état général maladif ; peu ou pas d'appétit ; diminution des forces (il n'y en avait déjà pas beaucoup à l'état normal) ; constipation habituelle. Le médecin appelé au commencement diagnostiqué une « colique hépatique. »

17e jour. Le 19 novembre, le malaise général augmente. Dégoût et refus de la nourriture.

18e jour. 20 novembre, mouvement fébrile. Grande faiblesse. Constipation.

19e jour. 21 novembre, *idem.*

20e jour. 22 novembre, *idem.*

21e jour. 23 novembre. Je vois la malade pour la première fois. Décubitus dorsal. Résolution des membres. Apparence de faiblesse, et répugnance pour le mouvement. Constipation. Pas d'ictère ; légère sensibilité à la pression de la région du foie. Pas de céphalalgie. Pouls 92. Chaleur d'apparence normale. Urines assez chargées. On me dit que le matin, la malade paraît mieux, et que le mouvement fébrile semble apaisé (chez elle le pouls à l'état normal est, dit-on, très-lent).

Prescrit : *Nux vom.*, 6[c], 6 gouttes. Huit cuillerées d'eau, une dose trois fois par jour. Nourrir modérément.

22[e] jour. 24 novembre. Même état. Même prescription.

23[e] jour. 25 novembre. Vue à neuf heures du matin. Pouls 72. La veille au soir, au dire de la famille, il était plus agité ; la température avait été plus élevée pendant la nuit. Toujours constipation, douleur dans la région hépatique (à la pression) diminuée et presque nulle ; abdomen légèrement distendu par des gaz ; langue belle, large, humide, non saburrale ; forces toujours diminuant; décubitus dorsal; paresse de mouvement. Esprit lucide.

Prescrit : *Sulfate de quinine*, 0,30 centigr. en deux pilules à prendre de suite, et un léger repas aussitôt après. Limonade pour boisson.

24e jour. 26 novembre. La fièvre avait commencé deux heures plus tard la veille au soir. Il n'y a pas de frissons initiaux, mais élévation de température et des pulsations radiales, qui cependant n'ont jamais dépassé le nombre 100; la rémission est complète le matin; les urines sont assez rares, chargées, laissant déposer une couche épaisse d'épithélium. Constipation, ventre ballonné; nulle douleur, pas d'ictère; pas de soif. Continué *sulfate de quinine*, et prescrit *aconit*, 6e, 2 gouttes dans huit cuillerées d'eau, une cuillerée de demi-heure en demi-heure, durant l'accès suivant, jusqu'à transpiration. Continuer de nourrir.

25e jour. 27 novembre. L'accès avait été encore retardé de deux heures, et n'avait été bien établi qu'à minuit, pour cesser de grand matin, après une transpiration assez abondante sous l'influence de l'*aconit;* on n'avait pas attendu ma visite pour administrer les 0,30 centig. de *sulfate de quinine*. Pouls 72. Température normale. Urines de plus en plus rares; constipation. Propension marquée au sommeil.

Prescrit : *Opium*, 6e, six globules, dix cuillerées d'eau; une cuillerée de trois en trois heures.

26e jour. 28 novembre. La nuit s'était passée sans fièvre appréciable, cette dernière remplacée par un sommeil comateux plus marqué; le matin, rémission dans ce nouvel état. Pouls 72. Même état général du reste. Je crois devoir continuer le *sulfate de quinine*, dont je porte la dose à 0,45 centigr. en trois pilules; continué l'*opium*, 6e. Lavement simple. Nourrir.

Le soir de ce même jour, je suis appelé pour assister à un état comateux profond dans lequel est plongée la malade depuis l'après-midi vers trois heures. Aucune excitation ne parvient à la tirer de ce sommeil; résolution des membres; décubitus dorsal; température normale. Pouls 72, régulier. Le rectum avait été vidé par le lavement. La malade avait mangé modérément, et s'était endormie de suite (ce qui lui est habituel en état de santé). Les pupilles sont bien sensibles à la lumière. Pâleur. Je fais de suite une potion avec *belladone*, 12e, quatre globules et dix cuillerées d'eau; j'en fais prendre une cuillerée qu'elle avale bien; une demi-heure après, je lui en donne une deuxième cuillerée, et peu après, la malade, que ni les appels, ni les pincements, ni les coups frappés dans les mains n'avaient pu éveiller, ouvrit les yeux, et fut bientôt complétement lucide, répondant bien à toutes les questions, reconnaissant tout le monde, et déclarant qu'elle ne souffrait de nulle part, qu'elle se sentait dans le plus grand bien-être, n'ayant eu dans son sommeil ni rêves ni cauchemars.

Prescrit de continuer la *belladone* de trois en trois heures. Et vers le matin 0,60 centigr. de *sulfate de quinine* à son réveil, car vers onze heures, après une heure d'état de veille, elle s'était rendormie profondément.

27e jour. 29 novembre, vers sept heures, elle s'est réveillée, a pris son *sulfate de quinine*, un léger déjeûner, et à neuf heures, je la trouve dans l'état suivant : Décubitus dorsal, état de faiblesse marqué. Pouls 72. Température normale. Urines très-rares. Somnolence continuelle, idées obtuses ; répondant cependant assez bien aux questions, et déclarant invariablement qu'elle ne souffre de nulle part. Ventre tympanisé. Constipation.

Prescrit : continuer la *belladone*, 12e, de quatre en quatre heures. Un lavement miellé.

A deux heures, après avoir pris le lavement, qui a donné lieu à une selle abondante de matières parfaitement digérées mêlées de liquides d'apparence bilieuse, la malade tombe dans un sommeil plus profond ; les urines sont très-rares. Nous en analysons une petite quantité, le docteur Jousset et moi, et n'y trouvons pas traces d'albumine ni de bile.

Vue à huit heures du soir par le docteur Jousset et moi. Elle est toujours dans le même état somnolent, dont on la tire néanmoins assez aisément.

Prescrit : *Opium*, 6e, six globules, dix cuillerées d'eau ; une cuillerée de trois en trois heures. Le lendemain matin, 0,75 centigr. de *sulfate de quinine*.

28e jour. 30 novembre. Le coma nocturne a été profond, et a duré huit heures, avec insensibilité complète et impossibilité d'éveiller la malade ; le jour, elle dort souvent, mais moins profondément, elle se réveille assez bien pour prendre ses cuillerées de potion, ses repas ; elle urine fort peu. 300 grammes de cette urine sont recueillis pour être analysés par un chimiste. Continué *opium*, 6e, de trois en trois heures une dose. Mêmes soins du reste.

29e jour. 1er décembre. La durée de l'accès de sommeil a été moins longue de deux ou trois heures ; les forces diminuent toujours en même temps qu'augmente la torpeur intellectuelle. Pas de souffrances d'aucune sorte, bien-être parfait. Pouls invariable à 72. Température 36° ; les urines ont un peu augmenté. Toujours constipation. Ventre légèrement tympanisé, appétit ; le jour, état somnolent continu ; toutes les deux heures à peu près, la malade se réveille environ huit à dix minutes, puis retombe dans le même état.

Vue à cinq heures du soir par le docteur Jousset et moi, elle est dans la même position. Il y a moins de lucidité, plus de lenteur dans les réponses, dont quelques-unes sont un peu incohérentes. Pouls 72. Température normale.

Prescrit de continuer l'*opium* et le *sulfate de quinine* à la dose de 0,75 centigr. le matin.

30e jour. 2 décembre. L'état de somnolence est moins intense, les matinées surtout sont assez bonnes ; le plus fort sommeil a toujours lieu la nuit. La malade continue à n'accuser aucune souffrance ; les urines sont moins rares ; les garde-robes n'ont lieu qu'à l'aide de lavements d'eau savonneuse. On trouve toujours le pouls à 72, régulier, souple ; la température normale ; aucun dépérissement, seulement une faiblesse générale très-marquée, et les idées de plus en plus obtuses. (L'analyse a démontré que les urines sont tout à fait normales). Continué l'*opium*, 6e, et le *sulfate de quinine*, 0,75 centigr.

31e jour, 3 décembre. Vue à neuf heures du matin ; mieux marqué quant à la somnolence, mais la parole est plus embarrassée, les idées de moins en moins nettes, toujours ni délire, ni agitation. Pouls 72; aucune souffrance; faiblesse; suspendu l'*opium*, continué *sulfate de quinine*, 0,75 centigr.

32e jour. 4 décembre. Même état que la veille; on réveille plus aisément la malade; mais presque aussitôt qu'on cesse d'appeler son attention elle recommence à dormir.

Prescrit : *Hyosciamus*, 12e, quatre globules, dix cuillerées d'eau; une cuillerée toutes les six heures; nourrir.

A pris deux doses; à huit heures du soir, retombe dans le sommeil comateux, agite un peu plus les bras, marmotte quelques mots inintelligibles après qu'on l'a interrogée. Pouls 72; urines normales; suspendu l'*hyosciamus*, et aussi le *sulfate de quinine* du lendemain 5 décembre.

33e jour. Jeudi, 5 décembre. La nuit s'est passée dans un sommeil profond, sans réveils, mais aussi sans agitation. Vers six heures du matin, le coma augmente. Il y a des ronflements sonores, la face turgescente, la tête enfoncée en arrière dans les oreillers; la résolution des membres n'est pas aussi parfaite. Et lorsque je la vis à neuf heures du matin, les bras étaient dans une pronation marquée. On ne peut rien tirer de la malade. Elle ne semble même plus rien entendre. Le pouls est à 84.

Prescrit de nouveau *opium*, 6e, six globules, dix cuillerées d'eau, une cuillerée de deux en deux heures, faire passer autant de bouillon qu'on le pourra. Mais du reste, laisser la malade tranquille, sans l'exciter.

Vue le soir avec le docteur Jousset, nous constatons encore un coma assez profond, moindre cependant que ce matin. Vers quatre ou cinq heures la malade s'était réveillée spontanément, et pour la première fois depuis trois jours avait reconnu tout le monde, causé sensément, articulé clairement ses paroles. Ce réveil avait duré une heure, dont on avait profité pour lui faire prendre un léger repas.

Prescrit : continuer *opium* en variant les atténuations. Pouls 82.

34e jour. Vendredi 6 décembre onze heures. La malade a dormi assez paisiblement toute la nuit, à sept heures et demie, elle a commencé à s'agiter légèrement, et à huit heures elle était complétement éveillée, lucide, demandant de l'air renouvelé dans sa chambre. Ce mieux est le plus prolongé que l'on ait encore observé; lorsque je la vis, il durait depuis plus de trois heures. Elle déjeuna de bon appétit, en un mot, l'état est des plus satisfaisants. Pouls 80. — Nourrir. — Plus *opium*, 30e, six glob., dix cuillerées d'eau de quatre en quatre heures.

35e jour. Samedi 7 décembre. La journée a été moins bonne, la somnolence et la confusion des idées sont revenues. La malade entend cependant lorsqu'on lui parle. Elle ne peut parler clairement, le pouls est à 84; bonne chaleur. Elle urine bien, un lavement donne lieu à une selle abondante. Continuer *opium*, 30e.

36e jour. Dimanche 8. L'état somnolent a continué toute la nuit, pas aussi profond; la malade entend, et répond un peu plus. Elle dit toujours ne pas souffrir. Elle a fait un léger repas ce matin, après être restée éveillée de huit heures à près de onze heures. Il y a une grande prostration. Un peu d'amaigrissement.

Prescrit : *op.*, 3e, six glob., douze cuillerées à café d'eau et *arsenic*, 12e, six glob., douze cuillerées à café d'eau alternées de deux heures en deux heures.

37e jour. Lundi 9. L'état d'assoupissement a duré toute la journée hier. Vers le soir, un peu d'agitation ; les traits ont dénoté un peu de souffrance. Ils étaient contractés, vers minuit la malade s'est réveillée, a parlé, bu, avec même un peu de soif. Elle se lève assez bien pour uriner, mais les idées sont toujours obtuses, quoiqu'elle reconnaisse bien son monde. Ce matin, je la trouve assez bien éveillée, répondant comme toujours qu'elle ne souffre nullement. Pouls 88, il a dépassé 80 depuis deux ou trois jours. L'amaigrissement commence à se montrer, très-lentement mais graduel. Les traits de la figure sont légèrement altérés. La température est toujours normale; suspension du traitement. Appelé en consultation le docteur C... de la Salpêtrière.

38e jour. Mardi 10 décembre. Même état. Le docteur C... déclare n'avoir rien vu de pareil dans sa pratique, et ne voir aucune indication de traitement actif. Conseillé thé et un vésicatoire à la nuque.

39e jour. Même état; la malade s'est éveillée dix minutes après chaque tasse de thé. Elle n'est pas aussi profondément endormie. Pouls 80. Chaleur normale, hébétude, idées obscures, perte de mémoire. Le vésicatoire de la nuque n'a pas pris. Continuer encore aujourd'hui le thé.

40e jour. Jeudi 12. La journée et la nuit assez bonnes. Sommeil de moins en moins profond; la malade reste assez bien éveillée, on cesse le thé, car on remarque un peu d'agitation, les urines sont colorées, rares. Il y a bon appétit et moins d'abattement ; le phénomène dominant est un état d'hébétude, de perte de mémoire, amenant des réponses lentes, inachevées, toujours aucune souffrance. *Anacard.*, 3e ; tisane de queue de cerises. Nourrir.

41e jour. Vendredi 13. Même état. Les forces reviennent. Il y a beaucoup de mieux, l'appétit est bon, la malade se lève une heure dans le jour, l'amnésie est la même.

Continuer *anacardium.*

42e jour. Samedi 14. Même état. Rien de particulier qu'une certaine augmentation du tremblement de la tête. État général excellent, vie animale presque normale; amnésie. Continuer *anacardium.*

43e jour. Dimanche 15. Vue à midi avec le docteur Jousset, levée, état général bon, mais hébétude et réponses toutes inexactes, par l'effet de l'amnésie.

44e jour. Lundi 16, à onze heures, a encore eu un sommeil un peu profond, qu'il a fallu combattre par deux ou trois tasses de thé. L'amnésie est toujours la même la malade en a conscience. Elle est paresseuse à parler, le tremblement de la tête, qui cesse dans le sommeil profond, est très-fort, éveillée, il se propage à tout le corps lorsqu'elle est levée et assise; cela semble un tremblement choréique. Depuis deux jours, dans le sommeil, il y a de l'agitation et des rêves. Les joues se refroidissent pendant le sommeil. Il semble que de temps à autre il y ait des reflets jaunâtres de la face. Du reste, état général bon, la malade mange suffisamment. Elle reprend des forces. Suspendre toute médication.

46e jour. Mercredi 18. Vue à onze heures. Même état à peu près. Prescrit : *Kali bromidum*, 3e; eau, 180 gram., 3 cuillerées par jour.

49e jour. Samedi 21. Beaucoup mieux. Les mouvements d'agitation du premier sommeil ont tout à fait cessé. Le sommeil *morbide* est encore assez marqué de sept à huit heures jusqu'à minuit. Ensuite il redevient plus léger et naturel; le tremblement du corps a diminué, celui de la tête persiste. Continuer.

51e jour. Lundi 23. Le mieux s'est soutenu, les forces et la mémoire reviennent; on peut soutenir une conversation avec la malade. Le sommeil *morbide* est de plus en plus court, le tremblement de la tête *seul* subsiste; fonctions bien, cependant constipation. *Nux vom.*, 30e, eau 180 grammes, huit cuillerées.

53e jour. Mercredi 25. De mieux en mieux; diminution des symptômes ci-dessus. Plus de sommeil morbide; les jambes sont toujours faibles. Continué *Nux* 30e, et frictions d'eau-de-vie camphrée, aux membres inférieurs.

55e jour. Vendredi 27 décembre. Mieux soutenu. Il ne reste que la faiblesse des jambes, mais la malade a recouvré la parfaite intégrité de sa mémoire. Le tremblement, même celui de la tête a disparu. Le sommeil morbide aussi, à tel point que la nuit d'avant, il y a eu comme une sorte d'insomnie. Constipation, inappétence.

Prescrit : *Sulfur*, T. M., dix gouttes, cent vingt grammes, trois cuillerées par jour.

57e jour. Dimanche 29. La malade est toujours de

mieux en mieux, le sentiment de barre épigastrique qu'elle ressentait à la dernière visite, et qui lui avait fait redouter quelques accidents hépatiques, a disparu ; l'appétit est toujours absent, quoiqu'un peu revenu ; le sommeil est naturel, la malade marche un peu plus solidement. Elle n'a pris que trois cuillerées de sa potion. La constipation est la même, quoiqu'il y ait eu quelques symptôme d'action intestinale, coliques, gaz, etc.

Suspendu toute médication.

59e jour. Mardi 31 décembre. A dater de cette époque, la convalescence ne fut plus dérangée par aucun accident digne d'être noté. La santé de cette dame ne s'est plus ressentie aucunement de cette singulière affection, que l'on peut décomposer en trois périodes assez tranchées : une de vingt-deux jours pendant lesquels nous crûmes à une affection hépatique ; une deuxième de quatre ou cinq jours, dans laquelle nous traitâmes une sorte de fièvre rémittente, et enfin une troisième période du 27e au 53e jour, c'est-à-dire vingt-six jours pendant lesquels la malade fut en proie à une véritable maladie du sommeil, à une affection qui me paraît appartenir à l'ordre purement nerveux.

Pendant ce long état de sommeil, entrecoupé de réveils rares et très-courts, les fonctions de la vie organique ont continué à s'accomplir avec la plus parfaite régularité. Et la malade, après avoir inspiré de vives inquiétudes, s'est remise entièrement, sans conserver aucune trace de son affection.

J'ai dit plus haut que j'avais d'abord cru à une affection hépatique, hypothèse qui semblait tout d'abord justifiée par l'invasion, diagnostiquée avant moi par un confrère, colique hépatique, mais dont le seul indice réel a été un ictère très-peu prononcé... Les accidents de la cholestérémie, comme ceux de l'urémie, sont très-variables, et consistent surtout en phénomènes du côté du cerveau et du cœur, analogues à ceux que peut faire naître la digitale; nous n'avons rien observé de semblable dans ce cas, et du reste deux analyses des urines n'ont rien fait découvrir dans ce liquide qui fût de nature à expliquer ces phénomènes.

La seconde hypothèse qui se présente à l'esprit est celle d'une intoxication quinique. La malade a commencé à être en proie à la somnolence le 23e jour de la maladie : elle avait alors pris un peu moins d'un gramme de *sulfate de quinine*. Et cependant le 26e jour, le coma s'est accentué, au point de me faire craindre une forme pernicieuse de fièvre intermittente, et de m'engager à augmenter les doses. Elle en prit ce jour 0,45 centigr. et le lendemain, 27e jour, 0,60, centigr. Le 28e jour, on en donne 0,75 centigr. et elle a continué à cette dose tous les jours jusqu'au 32e jour, où ce médicament fut suspendu. La malade en a donc pris en tout 5 grammes 7 décigrammes en moins de dix jours, soit un peu plus de 0,50 centigr. par jour. On peut à bon droit se demander si le sel quinique est ici la cause réelle de ce sommeil morbide; jamais, dans ses moments lucides, elle ne nous a accusé ces tintements d'oreilles, ces bruits de cloches qui sont caractéristiques de l'ivresse quinique; il n'y avait pas non plus de surdité; de plus, l'état morbide en question s'est prolongé bien au delà du temps nécessaire à l'épuisement complet de l'influence du médicament, puisque nous retrouvons encore des traces de ce que j'appelle son « sommeil morbide; » le 53e jour, c'est-à-dire vingt et un jours après la cessation du sulfate de quinine. Nous ne pouvons pas plus expliquer ce sommeil par une hypérémie cérébrale; cette dernière n'aurait pu se prolonger aussi longtemps sans danger, soit de méningite, soit d'épanchement

Nous ne pouvons voir dans ce cas qu'une affection nerveuse, rare il est vrai, mais dont il existe un certain nombre d'exemples dans la science. On trouve à l'article *Sommeil* du grand Dictionnaire de médecine en 60 volumes, ainsi que dans l'article M. Fournier sur les *cas rares*, plusieurs exemples extraordinaires de sommeil prolongé. Je n'en ai cependant pas rencontré d'analogues à celui-ci Il existe sous les tropiques une affection singulière, originaire des côtes d'Afrique et qui n'exerce ses ravages que sur certaines populations de cette côte; elle est appelée la maladie du sommeil : somnolenza, du docteur Gaigneron; hypnosie, des docteurs Daugaix et Niccolas, n'touzé, lalangolo, ou encore m'bazo'nicto, par les indigènes, notamment du Congo. Je n'ai pas eu la bonne fortune d'en observer d'exemples pendant un long séjour que j'ai fait au Sénégal, notamment au Grand-Bassam, près du Gabon ; mais la plupart de mes anciens collègues de la marine connaissent bien cette maladie, qui a été importée aux Antilles, où elle ne frappe, chose singulière, que les nègres provenant du Congo, et tout à fait exceptionnellement les autres races. Le docteur Dutroulau a fort bien décrit cette maladie dans son Traité des maladies des Européens dans les pays chauds; mais le travail le plus récent sur ce sujet, et qui le résume le mieux, est une thèse du 2 août 1869, soutenue devant la faculté de Paris par mon homonyme le docteur Auguste Guérin, médecin de marine. Elle est intitulée: *De la maladie du sommeil*. On y lira avec intérêt plusieurs observations complètes de cette maladie, *toujours mortelle*. Nous pouvons dire seulement ici très-brièvement que rien en elle ne se rapporte au cas dont je viens d'entretenir la société. Ainsi, la maladie en question débute lentement; il y a de la céphalalgie et le sommeil est de plus en plus continu et invincible; le malade s'endort même en mangeant, puis tombe dans une véritable léthargie, et représente une masse inerte. La mort survient sans secousses; le malade s'éteint littéralement. Dans quelques cas cependant, on a observé des accident convulsifs. La mort n'a fait défaut qu'une seule fois sur 148 cas mentionnés dans cette thèse.

L'autopsie n'a en général pas révélé de lésions en rapport avec les phénomènes observés. Quelques signes douteux d'hypérémie cérébrale, de la dilatation des vaisseaux de l'encéphale et des méninges. Un peu plus de sérosité qu'à l'état normal dans les cavités ventriculaires.

La marche de cette maladie est lente et continue; on l'a vue durer de trois à six mois et même une année, avec des interruptions momentanées, des améliorations passagères qui ont pu donner un moment d'espoir, mais de peu de durée, cinq à six jours au plus.

Le traitement le plus énergique, émissions sanguines locales et générales, purgatifs de toutes sortes, drastiques surtout, stimulants, révulsifs, dérivatifs, en un mot, le ban et l'arrière-ban de l'arsenal thérapeutique officiel est resté constamment sans résultat.

On peut difficilement, je pense, trouver une analogie, même éloignée, avec une pareille maladie et le cas de notre malade. Je ne puis que livrer ce dernier tel qu'il est aux méditations de mes collègues.

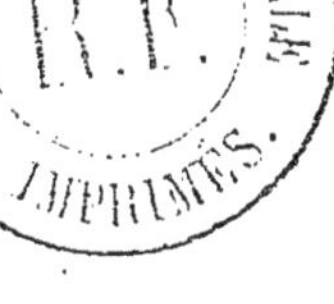

FIN.

PARIS. — IMP. SIMON RAÇON ET COMP., RUE D'ERFURTH, 1.

www.ingramcontent.com/pod-product-compliance
Ingram Content Group UK Ltd.
Pitfield, Milton Keynes, MK11 3LW, UK
UKHW021151230726
13926UKWH00001B/45

9 782013 561327